AF373272

CONTRIBUTION A L'ETUDE

DU

SURMENAGE

PAR

Léon FOURNOL,

Docteur en médecine de la Faculté de Paris,
Bibliothécaire de la Société française d'Hygiène,
Secrétaire de la Rédaction du *Journal d'hygiène.*

—

PARIS

V. ADRIEN DELAHAYE et Cie LIBRAIRES-ÉDITEURS

PLACE DE L'ECOLE-DE-MÉDECINE

—

1879

CONTRIBUTION A L'ÉTUDE

DU

SURMENAGE

Dans sa séance du 24 septembre 1878, l'Académie de médecine s'occupait d'une question très-curieuse, intéressant tout à la fois l'hygiène publique, la médecine légale et la justice. Il s'agissait de l'envoi à Paris d'un veau de boucherie dont la viande a été corrompue à l'arrivée. L'expéditeur de cette viande, condamné en première instance à six mois de prison et 25 francs d'amende, a été acquitté en appel à la suite d'une consultation rédigée par le savant inspecteur des écoles vétérinaires, M. Bouley.

J'assistais à cette séance et, par suite de circonstances que je raconterai rapidement je m'attachai tellement à cette communication que le soir même j'adressais à M. Bouley une lettre que le bienveillant académicien m'a fait l'honneur de lire dans la séance de l'Académie de médecine du 1er octobre 1878 et qui a été imprimée *in extenso* dans le compte-rendu de ce jour.

J'étais loin de m'attendre à un si grand honneur et pour répondre dignement à cette grande marque d'intérêt, je me suis cru obligé d'étudier de près cette question du

surmenage qui avait incontestablement causé la putréfaction rapide du veau expédié à Paris, d'en tirer parti
pour la présentation de ma thèse et de faire tous mes ef-
forts pour jeter un peu de lumière sur ce sujet.

Je dois confesser tout d'abord que le travail auquel je
me suis livré est loin de m'avoir satisfait. J'ai rarement
trouvé quelque chose d'aussi complexe, d'aussi difficile et
d'aussi peu étudié que le *surmenage* ; les points les plus
délicats de la physiologie sont en discussion dans cette
étude, on se retrouve à grand'peine au milieu d'une longue série d'hypothèses, et je dois m'estimer très-heureux
si j'ai pu seulement indiquer aux chercheurs qui voudront
m'aider et me guider, un champ inexploré et d'une fécon-
dité merveilleuse.

Arrivons de suite au fait qui a servi de point de départ
à mon étude du *surmenage* (1).

Le 27 avril 1878, à six heures et demie ou sept heures du
matin, un veau de deux mois s'échappe d'une étable où on
e tenait à l'attache pour le préparer à la boucherie, et
une fois libre, se met à bondir et se livre dans la cour de
la ferme à une course folle qui dure, d'après les déposi-
tions recueillies, de vingt à trente minutes. Au bout de
ce temps, les forces lui manquent, il titube et tombe comme
suffoqué sur le fumier.

Le propriétaire du veau craint qu'il ne vienne à périr,
et pour s'éviter la perte qui le menace, il s'empresse de
lui couper le cou sur le lieu même où il est tombé.

Cela fait, on envoie chercher un garçon boucher qui
n'arrive qu'à onze heures, c'est-à-dire quatre heures après
la mort de l'animal, le prépare pour la boucherie et ne
finit sa besogne qu'à midi et demi.

(1) Bulletin de l'Académie de médecine, séance du 24 septembre 1878.

Le même jour, le veau est expédié à Paris où la saisie est faite le 29 à dix heures du matin, dans un délai de cinquante heures qui s'est écoulé entre le moment de la mort et celui de la saisie.

D'après le rapport de l'inspecteur de la boucherie, voici les caractères que présentaient ces viandes : « La viande est flasque, excessivement molle. Tout l'intérieur en est livide, cadavéreux ; les plèvres et le péritoine sont enflammés ; à la section, la viande est comme cuite, d'une couleur terreuse...... A tous ces caractères, est-il dit au procès-verbal, nous avons reconnu que l'animal était malade et insalubre. »

Or, ces conclusions ont paru à M. Bouley absolument erronées ; tous les renseignements fournis sur les circonstances qui ont précédé la mort de ce veau repoussent l'idée qu'il était malade au moment où il s'est échappé de son étable.

Ce qui est admissible, au contraire, c'est que ce veau était alors dans un état exubérant de santé, et qu'une fois libre de ses liens il a fait une dépense exagérée de ses forces en se livrant à une course forcée jusqu'à complet épuisement et menace d'asphyxie,

A. — Nous sommes ici en présence d'un animal qui, menacé de mourir de *fatigue* ou de *surmenage*, mais vivant encore cependant, a été sacrifié, et chez lequel les phénomènes de putréfaction se sont développés avec une rapidité extrême.

Je retiens ce cas comme type devant me servir tout à l'heure dans la discussion de la question qui nous occupe, et je parlerai rapidement des cas analogues que j'ai observés, comme tous les chasseurs ont pu le faire d'ailleurs, et qui ont fait en partie le sujet de la lettre que j'ai citée.

Fatigué, surmené moi-même par un excès de travail

cérébral qui n'était contre-balancé par aucun exercice musculaire, je fus contraint de quitter Paris au mois de décembre 1877, pour me rendre à Vichy, où je suis resté jusqu'au 16 avril 1878 chez mon ami, le Dr Souligoux, l'un des médecins les plus distingués de cette station thermale, en même temps que grand chasseur à ses moments perdus.

Pendant une période de cinq mois j'ai chassé à courre dans les forêts et les plaines des environs, et là, j'ai pu, tout en retrempant mes forces physiques dans cet exercice violent, faire de nombreuses observations sur les animaux fatigués, surmenés et forcés.

Pour rentrer dans la catégorie A, je ne parlerai en ce moment que des lièvres ayant couru pendant un temps plus ou moins long, et dont la mort a été obtenue par l'intervention des chasseurs.

Avec les chiens de vitesse ordinaire, le lièvre peut fournir de deux heures à deux heures et demie de course. En partant, il se lance comme l'on dit : *ventre à terre*, les jambes bien étendues, et il marque de tout le pied dans les terres molles qui gardent l'empreinte de ses pas. Au bout d'une heure de chasse on voit l'animal qui commence à paraître plus haut et moins long, les jambes se raidissent et dans les sentiers boueux on peut trouver écrite, pour ainsi dire, l'explication de cette transformation dans l'aspect extérieur du lièvre ; il marche sur ses pointes, et c'est l'extrémité seule de ses griffes qui laisse des empreintes.

Plus tard le lièvre *fait la hotte*, c'est-à-dire que les jambes acquièrent une rigidité plus considérable encore, les articulations se refusent aux mouvements de flexion, et l'animal ayant les pattes de derrière beaucoup plus grandes que celles de devant, il se trouve dans la situation du chat qui fait le gros dos.

Si l'on tire le lièvre, même avant qu'il n'ait atteint ce degré de fatigue, aussitôt qu'il est tombé, tout aussitôt, le train de derrière devient absolument raide, les jambes s'allongent autant que possible, et cinq minutes après la mort, il est impossible de les ployer.

Si le lièvre tué dans ces conditions est conservé pour la table, et n'est pas vidé sur-le-champ, il se faisande avec la plus grande rapidité ; s'il est vidé, la putréfaction arrive moins vite, mais cependant elle se montre dans un délai remarquablement plus rapproché que sur un animal non fatigué, tué au lancé.

Une observation très-curieuse encore : le lièvre étant naturellement roux, il arrive toujours qu'à un moment donné au bout d'une heure et demie à deux heures de chasse, sa couleur change. Les paysans qui ont remarqué cela, mais qui ne se donnent pas la peine de rechercher les causes de cette anomalie, croient voir un lièvre d'une espèce particulière et lui donnent le nom de *charbonnier* à cause de sa teinte très-foncée, due en partie à la sueur qui imbibe les poils de l'animal et plus encore à une suffusion sanguine générale qui, semblable à une vaste ecchymose, colore l'épiderme en rouge plus ou moins foncé.

J'arrive de suite au résultat : chez un lièvre fatigué mais dont la mort est accidentelle, nous trouvons, comme chez le veau de M. Bouley, la rigidité cadavérique immédiate, la putréfaction rapide, et de plus, caractère dont il n'a pas été question jusqu'ici : suffusion sanguine sous-épidermique.

Pourquoi cette rigidité ? Pourquoi cette putréfaction ? Pourquoi ces ecchymoses ?

CHAPITRE I.

RIGIDITÉ.

Dans la communication faite par M. Bouley à l'Académie de médecine, il n'est pas question de cet état particulier constaté sur le cadavre du veau dont la viande a été saisie, personne dans la ferme où l'animal a été sacrifié n'ayant songé à déterminer scientifiquement l'aspect du corps *post mortem*, attendu que le propriétaire était uniquement préoccupé de la perte qui le menaçait; mais, dans le cours de la discussion qui a suivi la lecture du rapport médico-légal adressé par M. Bouley à l'avocat défenseur de la partie condamnée, nous trouvons la constatation de la rigidité cadavérique survenant immédiatement après la mort chez les animaux forcés, faite par le Dr Hillairet.

Dans sa thèse d'agrégation (1), M. le Dr Carrieu dit bien « que les chroniques de la vénerie et des annales vétérinaires nous en offrent des exemples. Des cerfs, des renards ou d'autres animaux poursuivis par la meute finissent, après avoir fourni une course longue et pénible, par tomber inanimés sans même avoir été blessés. La rigidité s'empare presque immédiatement du cadavre... »

On sait que le muscle fatigué n'est plus sensible aux excitants qui, à l'état normal, amenaient sa contraction, il devient donc incapable de travail

Si l'on porte sur un muscle sain une excitation simple, on produit une secousse unique qui se traduit graphique-

(1) De la fatigue et de son influence pathogénique, 1878. G. Baillière.

ment, grâce à la méthode de M. Marcy, par une ligne d'une hauteur quelconque qui est beaucoup plus considé - rable que pour le muscle fatigué.

D'après les travaux de Donders et de Mansveldt, la fatigue modifie encore l'élasticité du muscle.

Le courant électrique du muscle cesse dès que celui-ci devient inexcitable sous l'influence de la fatigue.

En résumé, un grand nombre d'expérimentateurs ont noté les réactions chimiques qui se passent dans les muscles fatigués et ils ont conclu que les transformations diverses qui ont le muscle pour siége, que la formation des acides lactique, sarcolactique, urique, de la créatine, de la créatinine, etc., sont la cause de la rigidité.

Ont-ils raison? La rigidité n'est-elle pas plutôt sous la dépendance de l'épuisement nerveux, et cet épuisement n'est-il pas la cause efficiente, sinon de la formation de ces substances nouvelles, du moins de leur stagnation dans le muscle?

En effet, on a constaté que la présence des résidus non éliminés dans la fibre musculaire pouvait être la cause unique de sa rigidité.

Ranke a prétendu que la fatigue étant due seulement à la présence dans le muscle des produits de désassimilation, l'activité réapparaissait dès que ces produits étaient enlevés. En injectant dans le muscle fatigué des solutions faibles de chlorure de sodium, il obtenait des effets réparateurs analogues à ceux qu'il observait en injectant du sang.

Krœneker, reprenant ces expériences, n'est pas arrivé au même résultat, mais en injectant du sang oxygéné il voyait la contraction reparaître aussi énergique qu'avant la fatigue.

Si les choses se passent ainsi, il faut en conclure que la rigidité du muscle fatigué reconnaît pour cause la présence anormale de produits d'élimination, et que cette présence est sous la dépendance d'une anomalie dans la circulation locale du muscle, circulation qui est elle-même sous la dépendance du courant névro-électrique.

De cette manière on pourrait comprendre comment un animal non fatigué ne présenterait de rigidité cadavérique qu'après un temps relativement considérable, la mort n'atteignant que très-tard les centres nerveux. Tandis que l'animal tué pendant la fatigue, et ayant par conséquent l'appareil nerveux plus ou moins épuisé, serait dans des conditions telles que la mort frapperait beaucoup plus rapidement les centres nerveux déjà placés sous une influence morbide.

D'après le Dr Carrieu, que j'ai déjà cité, les faits précédemment indiqués sont acquis à la science, c'est seulement sur leur interprétation que les auteurs sont divisés en deux camps bien tranchés. D'un côté, Becquerel, Liébig, Matteucci, Hermann, Legros et Onimus, soutiennent que les phénomènes électriques sont dus à des modifications chimiques survenues dans les muscles; de l'autre, Du Bois-Reymond, soutenu par Pflügger, Wundt et la plupart des auteurs allemands, admet que l'état électrique du muscle est inhérent à sa constitution élémentaire et que ce sont les modifications de cette propriété électrique qui sont la cause de la contraction et des autres changements dont le muscle peut être le siége.

On voit la différence qui sépare les deux camps. Pour les uns, l'électricité est la cause première de tous les phénomènes de l'activité, et la fatigue serait sous sa dépendance; pour les autres, l'état électrique n'est qu'une conséquence des échanges nutritifs du muscle, et il peut varier avec les modifications subies par lui.

Pour moi, je me range volontiers à l'opinion de Du

Bois-Reymond, et voici sur quelles considérations je m'appuie :

Si les réactions chimiques constatées dans un muscle fatigué, chez un animal vivant, précédaient l'épuisement nerveux, il est probable que ces produits de désassimilation seraient entraînés dans la circulation et que les phénomènes de la fatigue, loin de se localiser dans un seul muscle, s'il n'y en a qu'un en activité, se feraient bientôt sentir dans tout le membre, puis dans tout l'appareil musculaire, ces produits encombrant à un moment donné toute l'économie et la soumettant à une intoxication générale.

Si, au contraire, l'épuisement nerveux est la cause première des transformations chimiques constatées dans un muscle fatigué, la lésion constatée restera absolument locale, puisqu'elle sera sous la dépendance unique du nerf moteur spécial au muscle fatigué, la circulation locale sera entravée consécutivement par l'épuisement de ce nerf et la masse du sang ne connaîtra rien de l'intoxication locale ; les produits de désassimilation restent pour ainsi dire stagnants dans le muscle en expérience, et tandis que celui-ci sera insensible aux excitations électriques venues du dehors, les autres muscles dont les nerfs n'auront supporté aucune fatigue entreront franchement en contraction.

Ici se place une grosse question :

Puisque nous parlons de produits nouveaux et faciles à soumettre à l'analyse du chimiste, on peut, sans inconvénient, les assimiler à des médicaments introduits du dehors dans l'économie.

Doit-on dire que les médicaments agissent directement sur le sang ou sur les nerfs ?

J'emprunte la réponse a un livre très-remarquable publié en 1878 par le Dr Souligoux, de Vichy, *Etude sur les alcalins* (de leur action physiologique sur les phénomènes de nutrition et de leur application thérapeutique). L'auteur, étudiant ce point obscur, dit avec beaucoup de raison (p. 85) :

MM. Magendie, Bouillaud, Leuret, Fodéré, ont soutenu la première opinion, à savoir : que les médicaments agissent directement sur le sang : mais nous leur répondrons que le sang n'a pas de sensibilité propre, n'est pas un tissu, un système, un organe ; c'est le stimulus intérieur capable de remettre en action les organes, en leur apportant sans cesse les globules rouges qui agissent sur les extrémités périphériques des nerfs, et il sert à fournir les matériaux des réparations organiques, aussi bien qu'à transporter dans les appareils d'excrétion les résidus de la désassimilation, mais il n'a pas d'autre rôle.

Ce qu'il y a de singulier dans les écrits des auteurs qui soutiennent que les médicaments agissent sur le sang, et non sur les nerfs, dit le professeur Giacomini, dans sa *Thérapeutique et matière médicale*, c'est la contradiction manifeste qui résulte de leur opinion avec celle que soutiennent tous les physiologistes, opinion incontestable, celle-là, relativement à l'action particulière de certaines substances.

Ainsi l'opium, le tabac, l'alcool, le curare, agissent directement sur le cerveau ; la noix vomique et la fève de Saint-Ignace agissent sur la moelle et les muscles volontaires ; la digitale porte son action sur le cœur, etc. Or, s'il est vrai que ces poisons produisent, indépendamment de l'action générale, un effet plus prononcé sur tel ou tel organe ou appareil, ainsi que cela est démontré de la façon la plus incontestable, comment se peut-il qu'ils agissent sur le sang ?

Dira-t-on que le sang du cerveau éprouve seul l'action de l'opium, celui de la moelle épinière et des muscles celle des strychnos, celui du cœur celle de la digitale? Mais pourtant, ce sang est en circulation incessante et renouvelé à chaque instant durant la vie.

Cette idée de l'action directe des médicaments sur le sang n'est donc pas soutenable, et il paraît impossible, à moins de renoncer à la logique et aux lois les mieux établies de la physiologie, de ne pas reconnaître que ce sont les nerfs qui sont les premiers intéressés dans toute action chimique ou électrique se passant dans l'économie animale.

Je pense donc que la rigidité musculaire qui se montre pendant la vie, et qui devient rapidement après la mort la rigidité cadavérique chez un animal fatigué, forcé, surmené, est immédiatement sous la dépendance de l'épuisement nerveux, que la stagnation des produits d'élimination auxquels on a donné les noms les plus divers, avec plus ou moins de raison, reconnaît de même pour cause le défaut d'action du nerf dont le courant électrique est aboli et qui ne peut plus par conséquent transformer, brûler, comme on le dit encore à tort, ces produits nouveaux comme le ferait une pile électrique en action dont les deux pôles plongeraient au sein d'un liquide à dédoubler en acide et alcali.

J'ai été assez heureux pour avoir, avec le savant professeur Paul Bert, une longue conférence sur le sujet qui nous occupe : le surmenage, et à propos de cette rigidité extraordinaire constatée après la mort des animaux surmenés, il m'a cité un grand nombre de faits qui viennent à l'appui de mon opinion. En voici la substance :

Si l'on prend un animal quelconque, chien, chat, lapin, et que l'on sectionne l'un des pneumogastriques à la région cervicale, par exemple, et que, à un moment on excite le bout central du nerf sectionné, soit en l'électrisant fortement, soit en le saisissant vigoureusement entre les mors d'une pince, l'animal tombe foudroyé, et aussitôt apparaît une rigidité cadavérique remarquable.

Sur le canard, animal que l'on tue si difficilement, qui vit encore près d'un quart d'heure avec le cœur extrait de la poitrine et que l'on ne peut noyer qu'au bout de douze à quinze minutes, si l'on sectionne de même le pneumogastrique et qu'on saisisse les narines de l'animal fortement entre le mors d'une pince, il tombe mort en quelques secondes, et la rigidité cadavérique apparaît aussi avec la plus grande rapidité.

Quel enseignement pouvons-nous tirer de ce qui précède, sinon que la rigidité cadavérique s'est montrée chez ces animaux non à la suite d'une fatigue musculaire et par le fait de l'empoisonnement du muscle par les matériaux de désassimilation, mais seulement parce qu'il y a eu épuisement nerveux, mort nerveuse subite, si je puis m'exprimer ainsi, tandis que dans les cas ordinaires cette mort nerveuse n'apparaît, comme je l'ai dit précédemment, qu'après un laps de temps plus ou moins considérable ?

La rigidité cadavérique *instantanée* apparaît dans tous les cas de mort subite, foudroyante, et par conséquent mon opinion est soutenable.

On a noté dans ce sens des faits extrêmement remarquables. Ainsi, sur les champs de bataille, on trouve fréquemment des cadavres conservant les positions les plus bizarres.

Dans tous les cas de grands traumatismes entraînant la mort instantanée, foudroyante, tels que l'ablation de la tête par un boulet de canon, la perforation de la poitrine ou de l'abdomen par un obus ou un boulet, le cadavre conserve après sa chute la position des membres que la icvtime avait au moment de sa mort. La rigidité a été foudroyante comme la cessation de la vie et, là encore la fatigue musculaire ne saurait mise être en cause, la réaction chimique du muscle n'a rien à voir dans ces cas à, la mort subite des centres nerveux apparaît comme cause unique de la rigidité cadavérique subite.

On a noté des phénomènes identiques dans les explosions souterraines produites dans les mines de charbon de terre par l'infiltration de l'hydrogène protocarboné, explosions désignées sous le nom de *coups de grisou.*

On a trouvé souvent des cadavres n'ayant subi aucune mutilation, et restant dans la position occupée par le vivant pendant son travail. La mort, survenue par une commotion violente, par un ébranlement immense avait raidi l'ouvrier avec une rapidité telle qu'on rencontrait l'un la main levée comme pour frapper la roche d'un coup de pic, l'autre, la main appuyée sur la manivelle d'une roue qu'il était chargé de mettre en mouvement, le corps penché dans la position occasionnée par le travail en train de s'accomplir au moment de l'accident.

Peut-on nier ici encore l'influence unique, incontestable de l'épuisement nerveux instantané comme cause de la rigidité cadavérique ?

On sait encore que les hommes et les animaux frappés par la foudre ou, ce qui est exactement la même chose, tués par la décharge d'une forte bobine d'induction, présentent une rigidité cadavérique remarquable.

Il est certain aussi que les cadavres des malheureux ouvriers couvreurs ou maçons, aussi bien que des suicidés qui sont tués par précipitation d'un lieu élevé, présentent le même phénomène ; or, dans tous ces cas, on ne saurait songer à accuser la créatine, la créatinine, l'acide sarco-lactique, lactique, et autres produits de désassimilation d'avoir tué par leur présence la contractilité musculaire, puisqu'ils n'existent pas à point nommé chez toutes les victimes que nous venons d'énumérer : soldats, mineurs, couvreurs, ou simples particuliers foudroyés en bonne santé.

J'ose donc conclure en disant que la rigidité cadavérique que l'on a remarquée chez les animaux ou chez les hommes surmenés reconnait pour cause première, essentielle, le surmenage nerveux, et que l'intoxication du muscle est un fait absolument accessoire dans cette question.

C'est pourquoi lorsque, dans ma lettre à M. Bouley, je disais que le lièvre forcé, dont la mort était spontanée, succombait à l'intoxication urique, mourait urémique, je formulais une grosse erreur, prenant l'effet pour la cause, et je suis convaincu aujourd'hui que l'urémie qui existe très-probablement suit, mais ne précède pas l'épuisement cérébral.

II. PUTRÉFACTION.

Ici encore, je dois examiner une bien grosse question que je n'ai pas, comme je le disais au début de ce travail, la prétention de résoudre, mais sur laquelle je donnerai seulement mon opinion, trop heureux si je puis sur ce point encore faire naître la discussion d'où jaillira certainement la lumière dans un temps plus ou moins éloigné.

Il est d'observation commune que les cadavres des animaux surmenés se putréfient avec la plus grande rapidité.

J'ai pris pour type de l'animal à étudier le lièvre fatigué mais ne mourant pas spontanément, achevé par les chiens ou le chasseur, mais comme dans le chapitre précédent sur la *rigidité*, je me suis laissé entraîner à parler des hommes et des animaux ayant atteint le plus haut degré de surmenage, tels que les foudroyés, les victimes des grands traumatismes, des grandes fatigues, des grandes commotions, je les confondrai dorénavant; l'étude de la question en sera singulièrement facilitée.

Je reviens à mon point de départ : le rapport médico-légal de M. Bouley, qui se termine ainsi :

En résumé, je crois pouvoir formuler avec certitude les propositions suivantes :

1° Le veau n'est pas mort de maladie;

2° Il a perdu haleine à la suite de la course effrénée à laquelle il s'est livré, et il est tombé épuisé de force et de souffle ;

3° Cette manifestation était celle d'un excès de santé ;

4° Si le veau eût été malade, surtout par une inflammation pleurale et péritonéale, il n'aurait pu s'y livrer; donc l'affirmation de l'existence de ces maladies n'est pas fondée; cette affirmation résulte d'une erreur d'appréciation sur la signification des caractères constatés à l'autopsie;

5° La viande de ce veau avait subi une altération manifeste au moment de la saisie;

6° Cette altération s'explique :

a. Par la course forcée à laquelle l'animal s'est livré immédiatement avant sa mort;

b. Par le délai de quatre heures écoulé entre la mort et le moment où les intestins ont été détachés du cadavre;

c. Par l'élévation de la température et l'humidité de l'atmosphère. Cette température avait été :

Le 27 avril, de 15°,2;

Le 28, de 21°,8 ;

Le 29, de 20°,9.

Rien d'étonnant que, dans ces conditions trop favora-

bles, des viandes *prédisposées* se soient décomposées rapidement.

Conclusion terminale. — La viande expédiée était dans
de bonnes conditions au moment de l'expédition, puisque
l'animal était complétement sain au moment où il a été
abattu.

A la suite de ce travail, M. Bouley adressait la note
suivante à l'avocat chargé de défendre l'expéditeur de la
viande saisie :

« Dans la note à consulter que je vous ai adressée hier
pour la défense de votre client, je vous ai dit qu'il était
établi par l'observation, et depuis longtemps déjà, que les
chairs des animaux tués après une course forcée ne se
conservent pas aussi longtemps que celles des animaux
abattus dans les conditions ordinaires de l'abattoir, c'est-
à-dire après un certain temps de repos.

« J'ajoute, dans ma note, que je m'abstiens de donner
l'interprétation scientifique de ce fait, interprétation,
disais-je, dont je ne trouverais peut-être pas tous les éléments dans les données actuelles de la science.

« Pressé par le temps, je n'avais pu faire aucune re-
cherche sur ce point ; et comme, aussi bien, le fait pratique pouvait suffire à votre argumentation, je me suis con-
tenté dans ma note de l'établir en l'affirmant.

« Mais depuis hier j'ai pu recueillir des documents
scientifiques qui concordent parfaitement avec les faits
d'observation simple et les expliquent.

« Il résulte des recherches de laboratoire faites par
les savants les plus autorisés (Du Bois-Reymond, Becquerel, Liebig, Marey, Liégeois, etc., etc.) :

« Que le muscle fatigué diffère du muscle en repos par
ses caractères physiques, électriques ; et, chose principale,
au point de vue de la cause actuelle, il renferme une
grande quantité de produits de sa décomposition chimi-

que. Liebig a démontré que la créatine, qui est un de ces produits, était dix fois plus abondante dans les muscles d'un renard forcé que dans ceux d'un renard tué dans le laboratoire.

« Et comme ces produits : créatine, glycose, matières extractives, fermentent avec plus de facilité que les substances propres du muscle, on s'explique la plus grande hâtivité de la décomposition putride des muscles d'un animal tué immédiatoment après la course, que ceux d'un animal tué après le repos, parce que, par ces derniers, la circulation a eu le temps de reprendre dans les muscles les matières fermentescibles qui s'y étaient formées sous l'influence des contractions répétées et prolongées.

« Vous voyez, Monsieur, que la pratique de n'abattre les animaux de boucherie qu'après un certain temps de repos, pratique inspirée par l'observation, est complétement justifiée par le résultat des analyses chimiques. »

A la suite de la discussion académique sur laquelle je reviendrai tout à l'heure, plusieurs journaux se sont emparés de cette question et l'ont traitée comme ils le jugeaient convenable. L'un des premiers, le *Journal d'hygiène*, à la rédaction duquel j'ai l'honneur d'appartenir, a ouvert ses colonnes à la discussion de ce fait intéressant; qu'il me soit permis d'en remercier vivement ici le savant et sympathique Rédacteur en chef, le docteur P. de Pietra Santa, mon maître et ami.

A la suite de deux articles publiés dans le *Journal d'hygiène* sur ce sujet, M. Husson, pharmacien à Toul, nous adressait la communication suivante qui a été insérée en entier dans le numéro 112 du 14 novembre 1878:

« Parmi les causes qui détériorent et rendent mauvaises les viandes des animaux morts surmenés, il en est une des plus importantes qui n'est pas signalée et que je demande la permission d'indiquer sommairement.

« A l'état normal, les liquides qui baignent les muscles sont alcalins ; mais par suite d'exercices exagérés, ils deviennent acides, ce qui est dû à la formation d'une certaine quantité d'acide lactique. Le fait a été établi par Ranke, qui a prouvé expérimentalement qu'il suffit, pour produire les effets de la fatigue, d'injecter de l'acide lactique dans le tissu musculaire ; en sorte que, d'après Heidenhair, le degré d'acidité du muscle mesure l'intensité du travail effectué et des actions chimiques qu'il a provoquées.

« Dans cet ordre d'idées, pour rendre aux muscles leur souplesse, le repos ne suffirait pas, si en même temps le sang chargé d'oxygène ne venait brûler l'acide lactique ; cette circonstance justifie la pratique de ne tuer les animaux de boucherie qu'après un certain temps de repos.

« On comprend également que la viande d'un animal surmené, surpris par la mort, présente des caractères autres que ceux de la viande d'un animal sain, tué à l'état de repos.

« Effectivement, l'acide lactique, sous l'influence d'une température appropriée, produit bientôt une sorte de digestion artificielle qui modifie l'aspect et la consistance de la viande.

« En outre, l'acide lactique, en présence des matières organiques et des sels calcaires que renferment les susdites viandes, amène la fermentation butyrique qui leur donne alors une odeur infecte.

« Le papier de tournesol pourrait donc devenir un réactif utile pour les inspecteurs de boucherie ; mais il ne faut pas oublier que les matières animales, en se putréfiant, subissent la transformation ammoniacale et que, dès lors, l'acide lactique peut se trouver neutralisé au bout de peu de temps.

« Rappelons en terminant que le bouillon fait avec des

viandes surmenées acquiert toujours un goût aigre, acide, et qu'il ne se conserve que très-difficilement. »

Voilà une analyse rapide, assez complète, de ce qui se passe dans les muscles fatigués ; nous verrons plus tard si elle est absolument exacte et si là est toute la solution du problème que j'ai posé : Pourquoi cette putréfaction ?

D'après M. Carrieu, déjà cité, l'influence pathogénique de la fatigue ne se borne pas à l'éclosion de l'état morbide, mais elle a un rôle bien plus considérable dans sa marche, son évolution, par le fait de la production de certains éléments morbides qui viennent s'ajouter à la maladie elle-même.

Donc, pour cet auteur, il y aurait une véritable intoxication générale provenant des substances nouvelles formées de toutes pièces dans les muscles fatigués, substances reprises pendant le repos par la circulation, et agissant comme des poisons sur tout l'organisme.

Si j'ai bien compris la pensée de l'auteur, j'ose dire qu'il a formulé une proposition incontestable : je dirai même qu'il est inutile que la fatigue vienne compliquer une affection quelconque pour lui imprimer un cachet de gravité redoutable, la fatigue seule peut constituer une entité morbide des plus sérieuses.

En 1874, j'ai vu dans le service de M. Moissenet, à l'Hôtel-Dieu, un homme qui avait fait le voyage de Marseille à Paris à pied, soit huit cent soixante-dix kilomètres environ en neuf jours, parcourant ainsi chaque jour une distance énorme de vingt-quatre lieues. En arrivant à Paris, cet homme, épuisé, fut transporté à l'hôpital, où, atteint de la *fièvre des surmenés*, il offrit toutes les apparences d'un état typhique des plus graves.

Rien ne manquait au tableau, épistaxis, céphalalgie violente, fièvre intense, température élevée, langue blanche au milieu, d'un rouge vif sur les bords et à la pointe, gargouillements dans la fosse iliaque droite, diarrhée fétide, hébétude, soif vive et, ce qui est aussi remarquable, taches pathognomoniques qui bientôt s'étendirent et prirent l'aspect de larges ecchymoses.

Si l'on n'eût su dans quelles conditions le malade s'était trouvé depuis neuf jours, on eût pensé de suite à une fièvre continue et l'on se fût trouvé en présence d'une grosse erreur de diagnostic. Au bout de quatre jours du repos le plus absolu, tous les symptômes s'amendèrent et le malade reprenant l'appétit, les forces et l'intelligence, sortit de l'hôpital dans la même semaine,

Il est clair que dans le cas qui nous occupe, la maladie a été uniquement constituée par un travail violent et continu d'élimination des produits de la fatigue hors de l'économie, et que nous avons assisté à une véritable lutte de l'organisme contre la mort par surmenage.

D'ailleurs le Dr Carrieu, à la page 6 de sa thèse sur l'influence pathogénique de la fatigue, nous a tracé de main de maître un tableau superbe du surmenage considéré comme maladie *ante* et *post mortem*.

« ... La fatigue générale, arrivée à un degré plus élevé, peut prendre le nom d'épuisement ; toutes les forces en réserve accumulées dans l'organisme par la nutrition sont dépensées, toutes les fonctions languissent ou cessent, un accablement douloureux atteint l'organisme incapable de manifester son activité ; à peine si le fonctionnement des appareils de la vie organique indispensable à l'existence persiste, bien que troublé.

« Si nous insistons encore, nous trouvons les termes extrêmes de la fatigue rarement observés chez l'homme, mais fréquents chez d'autres êtres, et ordinairement incompatibles avec la vie. C'est l'état que l'on observe chez les animaux forcés et surmenés...... La rigidité s'empare presque immédiatement du cadavre, la putréfaction survient rapidement. »

A l'ouverture des animaux on note que le sang noir et fluide remplit les vaisseaux artériels et veineux et surtout le cœur droit, mais les poumons ne sont pas plus congestionnés que les autres organes.

Avant de succomber, on les voit pris de dyspnée, les naseaux sont largement ouverts et agités ; les flancs battent avec précipitation, la respiration est haletante. Les battements du cœur sont tumultueux et énergiques, le pouls est plein, petit, dur, imperceptible. Les muqueuses sont injectées, les yeux fixes, les pupilles dilatées, et tous les traits immobiles expriment l'angoisse.

Les membres ne peuvent plus se mouvoir ; l'animal, insensible au danger qui le menace et aux excitations extérieures, s'arrête, vacille sur ses appuis, et tombe le plus souvent immobile et inanimé.

D'autres fois, les mouvements respiratoires se régularisent, demeurent plus profonds et plus lents ; la cyanose disparaît, le pouls se calme, la physionomie recouvre son expression et la vie se ranime.

La fatigue, avec son intoxication spéciale, devient si bien une maladie générale que l'on voit quelquefois le surmenage d'un seul ordre de muscles entraîner la décomposition rapide de tout le cadavre après la mort, témoin ce fait cité par M. Blot au cours de la discussion académique du 24 septembre 1878 :

M. Blot. Je rappellerai un fait que j'ai observé dans l'espèce humaine. Il s'agissait d'une femme dont le bassin était rétréci par une tumeur osseuse et sarcomateuse. Après deux jours d'un travail inutile, elle tomba dans un état général qui fut encore aggravé par des tentatives répétées de délivrance qui étaient restées sans résultat. La malade fut portée à la clinique dans un état voisin de

la mort. Nous pratiquâmes l'embryotomie sans chloro-
formisation. L'extraction fut faite sans difficultés ; mais
malgré nos soins, la femme s'éteignit le soir même de
son entrée à l'hôpital.

Le lendemain, je fus frappé de l'aspect du cadavre
dont l'abdomen présentait déjà un gonflement énorme.
Les muscles étaient ramollis et le doigt y pénétrait avec
facilité. La température n'était cependant pas très-élevée
et ne pouvait expliquer cette putréfaction rapide, qui ne
saurait être attribuée qu'à l'excessif travail de contraction auquel les muscles avaient été soumis.

Je crois que des cas analogues ont été observés chez
l'homme à la suite de marches forcées. »

Je sais bien à quel travail énorme, épouvantable, est
condamnée une femme dans de telles conditions, mais il
me semble que tous les muscles de l'économie n'entrent
pas en jeu. Dans le cas actuel, la femme n'a pas été sou-
mise à l'action du chloroforme, mais si elle eût respiré
l'agent anesthésique, il est permis de croire qu'elle n'eût
pas échappé à la mort, attendu que l'accouchement se
fait admirablement dans les cas simples, malgré le som-
meil provoqué, ce qui prouve que les muscles volontaires
ne jouent aucun rôle utile dans l'acte de la parturition.

Ici l'épuisement nerveux joint au surmenage spécial de
l'utérus et des muscles abdominaux fatigués par les ma-
nœuvres obstétricales me paraît être directement respon-
sable de la mort de cette femme, et cependant tout le
cadavre se putréfia rapidement et tous les muscles du
corps présentaient une friabilité remarquable ; il faut
donc trouver autre chose que l'état chimique du muscle
pour expliquer sa putréfaction rapide.

Si le cas de M. Blot ne paraît pas suffisamment pro-
bant, et je suis de cet avis, reportons-nous aux faits que
je citais à propos de la rigidité.

Les lièvres tués après une heure de course, c'est-à-dire *fatigués* seulement et non pas *surmenés*, se putréfient aussi rapidement que ceux qui meurent spontanément par le fait du surmenage.

M. le professeur Paul Bert, dans le cours de ses expériences, a toujours vu, il me l'a dit lui-même, les animaux foudroyés, de quelque manière que ce fût, offrir immédiatement après leur mort une tendance très-rapide à la putréfaction.

Que l'animal, en pleine santé, ait été foudroyé par la bobine de Rhumkorff, ou par la section du pneumogastrique suivie de l'excitation violente du bout central, qu'il ait succombé à la piqûre du nœud vital ou à toute autre manœuvre foudroyante, il s'est corrompu rapidement.

Peut-on dire avec quelque semblant de raison que l'état chimique des muscles de ces animaux est cause de leur décomposition? Personne n'osera le soutenir.

Je ferai rentrer sans effort dans la même catégorie les cadavres des animaux ou des hommes tués par la foudre, succombant à un grand traumatisme, comme l'ablation de la tête ou la section du corps en deux tronçons par un boulet ou une masse considérable projetée violemment par une explosion, ceux des ouvriers tombant accidentellement d'un lieu élevé ou des suicidés se précipitant d'une grande hauteur, et dont la mort est toujours instantanée; jé rappellerai encore les victimes des grandes commotions, ayant succombé sans lésions apparentes comme les mineurs frappés d'un coup de grisou.

En un mot, sachant que les corps de tous ces sujets se font remarquer en même temps par une rigidité instantanée et par une décomposition rapide, j'affirme ici que cette décomposition dont je m'occupe en ce moment n'est pas sous la dépendance des transformations chimiques survenues dans les muscles, à moins que l'on ne veuille admettre que ces transformations se font avec la rapidité de la foudre, ce qui pourrait clore la discussion, sans doute, mais ce qui, en même temps, est absolument inadmissible.

Cependant il reste une chose incontestable, c'est que les muscles des animaux ou des hommes morts de *fatigue* ou de *surmenage*, c'est-à-dire de la plus haute expression de la fatigue, présentent une composition chimique spéciale.

J'admets bien que cette composition chimique soit dans la majorité des cas un des principaux éléments du problème, mais je tiens à constater qu'il ne le résout pas en entier, loin de là.

Dans la séance de l'Académie de médecine du 24 septembre 1878, M. Bergeron est venu apporter aussi quelques observations portant principalement sur la présence des ecchymoses, je les passerai en revue tout à l'heure. En voici une cependant qui a trait à la putréfaction :

« Moi-même, dit-il, en 1853, j'ai observé à l'hôpital Necker un infirmier qui, surmené par des veilles répétées et le frottage de plusieurs salles, fut pris d'une rachialgie atroce, avec suffusions sanguines des muqueuses et de la peau, et succomba en moins de trente-six heures ; tout son corps n'était, en quelque sorte, qu'une vaste ecchymose, et la putréfaction du cadavre fut très-rapide.

« Quant au fait lui-même de l'espèce de folie du veau, il est très-curieux et il doit être assez rare. Mais j'ai observé un fait analogue chez le chien.

« Un King-Charles, qui vivait habituellement enfermé ou ne sortait que tenu en laisse, fut un jour lâché dans un vaste jardin, et, après avoir fait quelques tours d'une course modérée, il fut pris tout à coup, se sentant en liberté, d'une sorte de folie et se livra à une course effrénée, faisant indéfiniment le tour de la propriété jusqu'à ce qu'il tombât épuisé pour ne pas se relever.

« De la part du chien, ajoute M. Bergeron, cet amour passionné de la liberté n'est pas pour surprendre, mais j'ignorais, pour ma part, que chez le veau, ainsi qu'il arrive quelquefois chez l'homme, l'amour de la liberté pût aller jusqu'à la folie. »

Il est regrettable que M. Bergeron ait sacrifié à ce dernier trait d'esprit l'observation beaucoup plus utile des suites de la mort de ce King-Charles; sans doute il eût pu constater sur son cadavre la rigidité cadavérique et la putréfaction rapides, et j'aurais pu, en toute sécurité, démontrer que dans ce cas d'ailleurs remarquable, l'épuisement nerveux et l'acidification des muscles ont marché de front, la folie et le surmenage musculaire étant entrés pour la même quantité dans le résultat final.

M. Larrey ajouta alors que l'on trouverait dans les annales de la médecine militaire des faits à l'appui de l'intéressante communication de M. Bouley.

« Des altérations analogues à celles qui viennent d'être signalées, dit-il, ont été notamment observées chez les fantassins, à la suite de marches forcées, alors qu'ils étaient bien portants au départ, ou lorsqu'ils se trouvaient soumis en même temps à l'influence de l'insolation.

« Je me rappelle avoir vu autrefois en Algérie, c'était à Philippeville, un cas de ce genre dans lequel un jeune soldat, de bonne constitution, succomba tout à coup à une marche forcée sous un soleil ardent. L'autopsie démontra un ramollissement et une décomposition des muscles infiltrés de sang, en même temps que des suffusions sanguines dans les membranes muqueuses et des ecchymoses à la peau. »

J'aurais été heureux de trouver une certaine quantité

d'observations bien faites de surmenage chez l'homme, et la haute compétence de M. le baron Larrey en cette matière me faisait espérer une ample moisson en lui demandant de vouloir bien m'aider à la faire.

Malheureusement, il n'en fut pas ainsi, et en réponse à ma demande formulée dans ce sens, je reçus du bienveillant académicien la lettre suivante que je demande la permission de publier à défaut d'observations demandées.

Paris, le 22 juin 1879.

Monsieur,

Le temps me manque absolument pour rechercher les faits qui vous intéressent sur le *surmenage*, aucun d'eux n'étant inscrit dans mes souvenirs sous cette dénomination. Je ne puis donc, provisoirement, que m'en tenir à l'observation générale que j'ai faite à l'Académie de médecine et qui se trouve dans le Bulletin cité par vous......

Baron LARREY.

Ne pouvant rien trouver sur le surmenage chez l'homme, je fus bien contraint de m'en tenir aux animaux, et je reçus du Dr Astier, le sympathique rédacteur du *Constitutionnel*, auquel j'adresse ici tous mes remerciements, la communication suivante :

A une époque qui n'est pas bien précise, mais c'était dans les dernières années de Empire, une chasse fut organisée dans les tirés de Marly Cette contrée étant dépourvue de lièvres, on s'en procura dans un pays qui en pullulait, en les prenant au piége, et on les lâcha dans les tirés.

Tout le monde connaît les chasses des grands seigneurs; aucune fatigue pour eux ni pour le gibier, c'est tout simplement une vaste tuerie qui soulève l'indignation de tous ceux qui considèrent les chasses comme une grande distraction, comme un exercice des plus hygiéniques, et qui ne tuent le gibier que comme dénouement du drame, et non pour le plaisir d'entasser de la viande dans des chariots.

Ici, rien de tout cela; nous sommes en présence d'animaux tranquilles que des rabatteurs forcent à passer devant le maître qui tue.

Ce jour-là, tous les lièvres fusillés de la sorte furent distribués aux gens de la suite, et le Dr Astier m'a affirmé que *pas un* de ces animaux ne fut mangeable; la putréfaction fut des plus rapides et demeura inexpliquée.

Peut-on accuser ici l'acidité de leurs muscles, la fatigue, les courses? Non. Pour moi, je ne trouve qu'une explication plausible : la peur.

Ces animaux, très-craintifs de leur nature, sont pris au piége et transportés dans un pays inconnu pour eux; je ne vois que l'épuisement nerveux, que le travail cérébral auquel ont dû se livrer ces pauvres bêtes qui soit capable d'expliquer la hâtivité de décomposition de leurs cadavres.

Je ne fais pas, en ce moment, une supposition gratuite; le lièvre est un animal très-intelligent, rusé, doué de mémoire et qui sait ce qu'il fait, c'est précisément à cause de ces qualités bien connues des chasseurs que ces derniers lui font une guerre si acharnée; c'est à cause de ses ruses imprévues, bizarres que sa poursuite n'est pas monotone; le lièvre travaille beaucoup du cerveau. et je crois ne pas me tromper en disant que les victimes de Marly offraient des centres nerveux surmenés, dans un corps reposé, et que ce surmenage nerveux fut la seule cause de leur putréfaction rapide.

Pour être complet, je vais examiner avec le Dr Carrieu

pour guide les principales réactions chimiques qui se passent dans les muscles pendant leur contraction.

Lavoisier avait déjà indiqué qu'un homme qui, au repos, consommait 24 litres d'oxygène par heure, en absor-
bait 63 lorsqu'il était employé à soulever des fardeaux.

M. Lassaigne a fait une observation analogue sur le
cheval. Au repos, cet animal expirait par heure 342 grammes d'acide carbonique, et après quinze minutes de
course, il en exhalait 746 grammes.

L'acide carbonique exhalé par le muscle soumis à une
contraction énergique peut s'élever à des proportions
beaucoup plus considérables qu'à l'état de repos, et même
elle peut dépasser la quantité d'oxygène ainsi excrétée,
absorbée dans le même temps. Sczelkov, qui le premier a
insisté sur ce fait, ayant trouvé dans le muscle au repos
plusieurs acides gras (acétique, butyrique, etc.), pense
que ces acides sont brûlés pendant la contraction, parce
qu'ils diminuent dans le muscle tétanisé.

Pflüger a démontré que, pendant la contraction, le
muscle a un pouvoir réducteur énergique des nitrates en
nitrites.

Gautier et G. Sée admettent que le muscle qui se con-
tracte produit de l'acide carbonique, en même temps que
d'autres corps intéressants auxquels ils font jouer le
plus grand rôle. En première ligne vient l'acide lactique,
puis la créatine, la créatinine, l'eau, les sucres.

Le muscle au repos est alcalin; l'acidité survient dans
le muscle fatigué à la suite de convulsions de tétanos
spontané ou provoqué par la strychnine.

Dans tous les cas, on admet que l'acidité est due à
'acide lactique ou sarcolactique, que cet acide prend
naissance dans les muscles, et on a pensé qu'il provenait
de la décomposition du sucre musculaire.

Plusieurs produits d'oxydation des matières azotées se

trouvent aussi dans le muscle. Sarokim avait admis que c'était surtout la créatinine qui augmentait dans le tétanos, tandis que Nawroki a démontré que la créatine augmente aussi pendant la contraction.

Il faut rappeler que Liebig a trouvé dix fois plus de sep-créatine dans les muscles d'un renard forcé que dans ceux d'un autre renard sacrifié dans le laboratoire.

Après les contractions on a aussi trouvé plus d'acide urique et des produits analogues : xanthine, hypoxanthine.

Enfin, pour être complet, disons qu'Helmoltz, cité par Béclard, a démontré que les matières extractives dans l'alcool augmentent dans les muscles soumis à une contraction exagérée, et que la quantité d'eau n'a pas été trouvée changée par Ranke, bien que Béclard admette le contraire.

Je pourrais continuer de citer ainsi pendant longtemps, si j'en voyais la nécessité, mais a côté des analyses sérieuses, j'en trouve de bien suspectes.

D'après Pflüger. le muscle comprendrait une substance azotée, l'*inogène*, susceptible de se dédoubler en dégageant des forces vives et produisant de la myosine, de l'acide lactique et de l'acide carbonique. D'après lui, ces produits sont enlevés par le sang et la myosine coagulée reste ; mais, grâce à l'oxygène du sang et à une autre substance encore inconnue, elle reforme l'inogène.

Malheureusement le physiologiste allemand n'a pas isolé cet inogène, base de sa théorie, pas plus que cette substance hypothétique qui rendrait à la myosine son pouvoir contractile.

Ces conceptions étranges rappellent le *virus traumatique* trouvé par par M. Verneuil, virus caractérisé par la présence d'une matière spéciale que Bergmann est parvenu à isoler sous le nom de sulfate de sepsine, démontrant ainsi que la sepsie est l'entité toxique qui cause la septicémie.

Je ferai rentrer dans le même cadre le fameux pneu-
mate de soude découvert par Robin et Verdeil dans la
substance organisée du poumon.

Saurons-nous jamais la vérité sur la composition des
produits chimiques qui se rencontrent dans l'économie
animale? Je pense qu'il est difficile, sinon impossible de
baser solidement une théorie sur la présence d'une substance à laquelle un expérimentateur aura bien voulu donner un nom quelconque.

La chimie joue certainement un rôle très-important
dans l'étude de la physiologie, mais souvent elle veut trop
trouver et trop prouver. Ses appareils distillent les produits à une température trop élevée, ses décompositions
se font avec des acides trop puissants, des bases trop
énergiques; elle confond trop facilement la combustion
lente avec la combustion vive, et ne tient pas assez
compte du reste, qui est le plus important, c'est-à-dire
l'influence des centres nerveux qui constitue la vie.

Comment les chimistes seront-ils d'accord sur la nature
de l'acide qui se forme dans les muscles sous l'influence
de la fatigue quand ils discutent encore sur le nom du
composé qui donne à l'urine son acidité, ce qui paraît in-
finiment plus facile à établir?

En effet, Rabuteau affirme qu'elle est causée par le
phosphate acide de soude; Byasson et d'autres auteurs la
mettent sous l'influence du phosphate urico-sodique; l'a-
cide hippurique contribue aussi à donner à l'urine son
acidité.

C'est à la présence d'un acide libre, dit Leroy d'Etiol-
les, qui s'y trouve en plus ou moins grande proportion,
que l'urine normale doit la propriété de rougir le papier
de tournesol. Cet acide que M. Thénard regarde comme
un acide organique, sans le désigner, a été reconnu pour
de l'acide acétique, puis Berzélius, dans ses expériences,
a trouvé que c'était de l'acide lactique.

Liebig, en 1842, n'a plus rencontré cet acide lactique ; l'acide acétique avait pris de nouveau sa place ; en même temps il admettait que l'acidité de l'urine était due aux acides hippurique et urique, et qu'une certaine quantité d'acide sulfurique provenait de la combustion des matériaux sulfurés de l'organisation. Quelques années plus tard, Liebig retrouvait l'acide lactique disparu.

En présence de ces contradictions et de ces difficultés énormes, je m'étais depuis longtemps arrêté à cette idée :

L'*acide urique* donne son acidité à l'urine.

La *combustion* n'existe nulle part dans l'organisme, mais les transformations chimiques qui font dans l'économie des acides aux dépens des tissus désassimilés ont lieu aux extrémités nerveuses périphériques répandues dans tous ces tissus, et qui, faisant office de conducteurs et de pôles positif ou négatif, dédoublent sur place les liquides dans lesquels ils plongent, permettant ainsi aux alcalis de rentrer dans le sang pour servir à l'assimilation et aux acides d'en sortir par des voies d'élimination.

J'ai pensé que le nom ne faisait rien à la chose, qu'un acide une fois fait devait être éliminé, que l'acide urique si c'était lui devait passer par les reins, que, en cas d'insuffisance des reins, il subissait dans d'autres organes une autre série de transformations et que, dans les glandes sudoripares, par exemple, qui dans bien des cas viennent en aide à la fonction urinaire languissante, cet acide urique élaboré d'une façon particulière était excrété sous d'autres noms si l'on veut : acides sudorique, caprylique, etc.

J'ai cru que les reins et les glandes sudoripares étant surmenés à la fois, cet acide urique restait dans la masse du sang, dans le cerveau qui en fabrique quand il travaille, dans les muscles qui en produisent quand ils se contractent, dans le poumon quand il respire, etc., et que cet acide n'étant plus éliminé en aucune façon donnait lieu à un accès d'urémie aiguë qui tuait l'animal surmené.

C'est pourquoi, dans ma lettre à M. Bouley, je disais ceci :

« Pourquoi les chasseurs ne mangent-ils pas un lièvre forcé? J'ai voulu me rendre compte de ce dégoût, et sans le partager entièrement, voici ce que j'ai observé :

Le lièvre forcé a la chair molle, noire, s'écharpant en fibres courtes, comme si la viande était très-avancée, et de plus il a, sans contredit, un goût et une odeur d'urine assez prononcé. A cause même de cette saveur, Elzéar Blaze, dans son *Traité de la chasse à courre*, lui donne la préférence sur le lièvre tué au lancé ou peu après. Il a peut-être raison ; d'ailleurs, chacun son goût.

Or, non-seulement la fibre musculaire qui travaille devient riche en créatine, créatinine, etc., substances facilement décomposables, mais surtout, ainsi que Souligoux l'a fort bien démontré dans son *Etude sur les alcalins*, tout travail dans l'économie, travail musculaire, travail cérébral, travail respiratoire, produit de l'urée et de l'acide urique que l'urine ne peut éliminer pendant la **course**, et que la sueur ne pourrait excréter qu'à la suite d'une transformation lente, parce qu'elle serait pathologique, en acides butyrique, caprylique, sudorique et autres.

L'excès énorme de travail respiratoire, musculaire et même cérébral, (n'oublions pas que le lièvre chassé est le plus rusé des animaux), que l'on impose à ce malheureux le rend tout simplement urémique, et il succombe surtout à l'intoxication urique. De là cette saveur urineuse et sa décomposition rapide, surtout s'il n'est pas vidé de suite, et ce n'est pas la coutume, à moins que l'on ait servi la curée aux chiens avec ses entrailles ; de là peut-être aussi sa mort subite, foudroyante, sa rigidité cadavérique rapide, etc. »

Depuis la publication de cette lettre, je me suis beaucoup occupé de la question du surmenage, et je ne fais aucune difficulté d'avouer que je me suis trompé sur plusieurs points, que si le lièvre forcé meurt urémique, ce n'est pas l'acide urique qui lui donne sa saveur particulière, que ce n'est pas précisément un goût urineux que l'on y trouve, et que cette explication est d'autant plus erronée que cette saveur, que la rigidité, que la putréfaction se rencontrent dans le tissu musculaire de tous les animaux non-seulement morts de fatigue, mais foudroyés par divers procédés et en pleine santé.

J'ai déjà parlé de la conférence que j'ai eue à ce sujet avec l'éminent professeur Paul Bert, et je suis persuadé qu'il m'a mis sur la bonne voie en me parlant de quelques expériences qu'il a faites et au cours desquelles il a trouvé la saveur et l'odeur particulières que j'ai signalées sous le nom de saveur et odeur urineuses.

D'après lui cette odeur et cette saveur sont celles de la *marinade*, et il a raison. On sait que certaines viandes, celles du gibier en particulier, lièvre, faisan, canard sauvage, chevreuil, sanglier, etc., ne sont goûtées des gourmets que lorsqu'elles ont acquis un fumet particulier qui se développe quelquefois spontanément dans le cadavre de l'animal entier conservé pendant plusieurs jours, d'autres fois dans les parties du gibier soumises à une macération plus ou moins longue dans le vinaigre aromatisé.

M. P. Bert admet que ce fumet est dû à la triméthylamine qui se développe là comme dans les amas de linge de corps ayant servi, contenant des débris épithéliaux et surtout imprégné des acides de la sueur; c'est pourquoi il traduit l'odeur du gibier mariné par cette expression qui paraît triviale, mais qui donne une idée exacte du fait. Les viandes marinées, conservées, aussi bien que celles des animaux surmenés *sentent la blanchisseuse*, c'est-à-dire que l'on retrouve exactement la même sensation olfactive chez les ouvrières qui ont une certaine quantité de linge sale emmagasiné.

Je ne chercherai pas à savoir si c'est bien la triméthylamine qui en est cause, mais j'admets que nous nous trouvons en présence d'un procédé de fermentation très-répandu dans la nature.

Maintenant j'arrive sans plus tardér à l'explication de la putréfaction rapide des animaux surmenés, foudroyés, morts de commotion violente, etc.

Dans l'état ordinaire, un animal tué en pleine santé ne se putréfie qu'au bout d'un temps variable, qui est placé sous l'influence de la température ambiante, et de certaines causes qui nous échappent.

Comment la putréfaction apparaît-elle, quels en sont les agents ?

On sait que nous introduisons dans notre économie avec nos aliments, et je parle en ce moment de toute la série animale, on sait, dis-je, que les animaux prennent avec leur nourriture une quantité considérable de ferments qui se rangent en deux grandes classes : les *ferments figurés* aérobies ou anaérobies dont l'existence a été si bien démontrée par les belles expériences de M. Pasteur, et les *ferments solubles*.

Chez l'animal en bonne santé; tous ces ferments sont détruits, soit par les sucs digestifs, soit par l'électrolyse nerveuse, et ils passent inaperçus entraînés dans les déchets de la désassimilation.

L'animal étant mort, les ferments figurés vont se répandre dans tous les tissus, ils ne seront plus détruits par la digestion, par le travail névro-électrique, par aucune force, et ils feront à leur aise les ravages désignée sous le nom de putréfaction.

Les ferments solubles qui sont des acides n'étant plus dédoublés par les extrémités des nerfs positifs et négatifs joueront sans encombre le rôle pour lequel ils sont créés et aideront singulièrement à la décomposition totale du cadavre.

Nous nous trouvons maintenant en présence de deux corps d'animaux tués de la même façon, mais dont l'un aura été *vidé* immédiatement après la mort, dont l'autre aura conservé tout son appareil digestif; il est d'observation journalière et incontestée, que le cadavre de ce dernier animal, *non vidé* se putréfiera avec une bien plus grande rapidité que l'autre.

Pourquoi? Parce que les ferments figurés qui ont leur siége de prédilection dans l'appareil digestif, puisqu'ils y sont introduits directement, et qu'il leur faut un certain emps pour en sortir et cheminer dans l'organisme, auront été rejetés avec le paquet intestinal et l'estomac hors de l'animal vidé, et qu'il ne restera plus dans ce corps ainsi préparé que les ferments solubles dont l'action est incomparablement plus lente. Le contraire aura lieu nécessairement chez l'autre. Je n'insiste pas.

Pourquoi cette putréfaction, malgré l'opération du vidage est-elle toujours plus rapide chez l'animal surmené ou foudroyé?

Je répondrai ce que j'ai répoudu à propos de la rigidité cadavérique : parce que chez l'animal ayant succombé à une mort ordinaire les centres nerveux conservent encore un reste de vitalité, tandis que chez l'animal surmené ou foudroyé, les centres nerveux sont tués instantanément, tellement que ce sont eux qui entraînent la mort musculaire.

Or, s'il est vrai de dire que les ferments figurés et les ferments solubles ne peuvent acquérir toute leur liberté d'action qu'à partir du moment où aucune force vitale ne les entravera plus, on comprendra comment chez l'animal surmené ou foudroyé, les centres nerveux étant tués les premiers, la mort réelle, absolue, existant dès le début, ces ferments pourront presque instantanément se répandre dans l'organisme et opérer leur désagrégation des tissus.

Rien ne s'oppose plus à la marche en avant des *bactéries*, *des vibrions*, etc., rien n'est capable d'entraver la réaction chimique des acides contenus dans des muscles depuis un certain temps, si l'animal est mort surmené, existant dans le sang, engagés dans quelque combinaison éliminatrice, ou remplissant l'appareil digestif chez l'animal foudroyé.

On n'ignore pas que même chez les animaux surmenés ou frappés de mort subite le vidage vient encore aussi bien que dans les cadavres que j'appellerai *naturels* s'opposer pendant un certain temps à la véritable putréfaction.

Dans l'animal vidé on ne constate qu'une sorte de *marinage* dû aux ferments solubles; dans l'animal encore pourvu de ses intestins, on trouve déjà au bout d'une heure, chez l'animal surmené ou tué rapidement, **la vraie** putréfaction. Les ferments figurés ont émigré, **pullulen**t dans l'organisme, et le détruisent.

III. ECCHYMOSES.

Il me reste à examiner une seule des trois questions que j'ai posées et dont la discussion doit concourir à la solution du problème. Je serai court.

Pourquoi des ecchymoses, des suffusions sanguines ont elles été signalées sur les cadavres des hommes et des animaux surmenés?

Dans la séance de l'Académie de médecine du 24 septembre 1878, M. Bergeron a beaucoup insisté sur ce fait, mais sans en donner aucune explication.

« Je ne vois pas, dit-il, que dans le rapport de l'inspecteur (il s'agit du rapport fourni sur la viande du veau) il soit question de suffusions sanguines dans les viscères et dans les interstices musculaires; or, ces suffusions ont été constatées dans quelques cas analogues de surmenage observés chez l'homme.

« Notre collègue M. Hérard a publié, il y a une vingtaine d'années, si je ne me trompe, l'observation d'un malade, qui à la suite de fatigues excessives, était tombé dans un collapsus profond et avait rapidement succombé en présentant sur plusieurs points du tégument de larges ecchymoses. »

L'infirmier cité par M. Bergeron, et dont j'ai noté le cas à propos de la putréfaction rapide offrait aussi cet aspect, au point que « tout son corps n'était, pour ainsi dire, qu'une vaste ecchymose »

J'avais moi-même fait cette observation sur les lièvres forcés et je la signalais en ces termes dans une lettre à **M. Bouley** :

« Le lièvre étant naturellement roux, il arrive toujours qu'à un moment donné, au bout de une heure et demie à **deux heures de course au nez des chiens**, sa couleur change. *C'est un charbonnier*, disent les naturels du pays. Il devient noirâtre, autant par l'effet de la sueur qui colle ses poils et les fonce, que par celui d'une suffusion sanguine générale qui teint sa peau en rouge sombre. »

Ici l'explication est bien simple, et elle découle tout naturellement de ce que j'ai dit pour la rigidité et la putréfaction. Ces ecchymoses sont sous la dépendance de la mort des centres nerveux, ou de leur état pathologique apparaissant déjà avant la mort.

Déjà pour les taches de la fièvre typhoïde on avait pensé à cet état pathologique, et on a expliqué leur formation et leur présence par un trouble dans l'activité de fonctionnement des nerfs vaso-moteurs. — L'explication me paraît absolument exacte.

CONCLUSIONS.

De tout ce qui précède il résulte :

Que la fatigue est la première étape du surmenage, et que le surmenage produit des effets identiques, quand il entraîne la mort, à ceux des grands traumatismes, de la foudre et des grandes commotions accompagnées ou non de lésions.

Que dans tous ces cas on constate toujours une rigidité cadavérique et une putréfaction rapides, et presque toujours la présence d'ecchymoses ; ces trois phénomènes reconnaissent une cause unique : l'état pathologique ou la mort instantanée des centres nerveux.

D'où il suit :

1º Que, même à la chasse, on peut recueillir des observations extrêmement importantes et que le chercheur doit toujours être attentif même quand il se livre au plaisir.

2º Que la pratique de n'abattre les animaux de boucherie qu'après un certain temps de repos, pratique inspirée par l'observation, ne doit jamais être abandonnée.

3º Qu'il y a lieu de ne tenter aucune opération chirurgicale sur les sujets fatigués, surmenés, excepté dans les cas graves, lorsque la mort est imminente et semble devoir être conjurée par l'intervention du chirurgien.

4º Enfin, que la question du surmenage est des plus intéressantes, des moins bien étudiées, que je ne me suis basé en résumé que sur une série d'hypothèses plus ou moins acceptables pour arriver à une solution vraisemblable de cet important problème ; que des expériences bien faites et nombreuses doivent être instituées sur ce sujet ; c'est ce que je me propose de faire au plus tôt.

Paris. — A. PARENT, imprimeur de la Faculté de Médecine, rue M.-le-Prince, 29-31.

www.ingramcontent.com/pod-product-compliance
Lightning Source LLC
Chambersburg PA
CBHW061253140726

47998CB00006B/2208